靜心舒壓曼陀羅 著色畫
Mystical Mandala Coloring Book

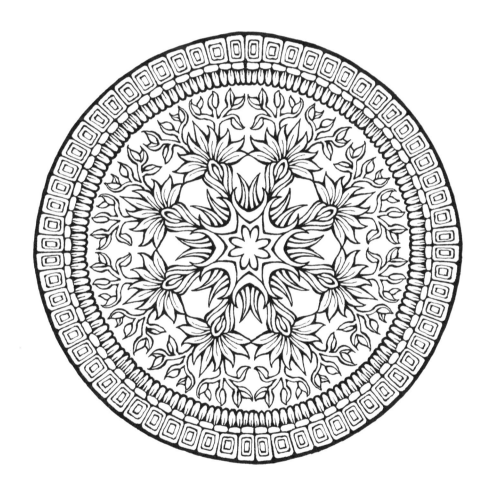

Alberta Hutchinson
艾爾貝塔 · 赫金森 - 著

遠流出版公司

關於曼陀羅

曼陀羅（Mandala）這個名詞源自於梵文，意思是「圓」，為印度教與佛教的一個象徵，代表宇宙及宇宙的能量。

曼陀羅對稱的幾何圖形在傳統上是為冥想之用，主要是吸引人的目光至圓形的中心點上。這些美麗的曼陀羅都有細緻繁複的圖樣，意義特殊，而且提供視覺焦點，以供靜心之用。

本書收錄的曼陀羅作品都讓各個時代的藝術家非常讚賞，也躍躍欲試。現在就運用你的創造力，將這些象徵宇宙、圓滿及能量的圖形畫上顏色吧！

靜心舒壓曼陀羅 著色畫
Mystical Mandala Coloring Book

作　　者	艾爾貝塔・赫金森 Alberta Hutchinson	2015年2月1日　　初版一刷
責任編輯	汪若蘭	行政院新聞局局版台業字號第1295號
版面構成	賴姵伶	定價 新台幣220元（如有缺頁或破損，請寄回更換）
封面設計	賴姵伶	有著作權・侵害必究
行銷企畫	高芸珮	ISBN　978-957-32-7568-8

發 行 人	王榮文	遠流博識網　http://www.ylib.com
出版發行	遠流出版事業股份有限公司	E-mail　ylib@ylib.com
地　　址	臺北市南昌路2段81號6樓	
客服電話	02-2392-6899	Copyright©2007 by Alberta Hutchinson
傳　　真	02-2392-6658	Published by arrangement with Dover Publications, Inc.
郵　　撥	0189456-1	31 East 2nd Street Mineola, NY 11501 (USA)
著作權顧問	蕭雄淋律師	Complex Chinese translation copyright © 2015 by Yuan-Liou Publishing Co., Ltd.
法律顧問	董安丹律師	ALL RIGHTS RESERVED

國家圖書館出版品預行編目(CIP)資料

靜心舒壓曼陀羅 / 艾爾貝塔.赫金森(Alberta Hutchinson)著；吳琪仁譯. -- 初版. -- 臺北市：遠流, 2015.02
　　面；　公分
譯自：Mystical mandala
ISBN 978-957-32-7568-8(平裝)

1.藝術治療 2.宗教療法

418.986　　　　　　　　　103027114

靜心舒壓曼陀羅 著色畫
Mystical Mandala Coloring Book

Alberta Hutchinson

艾爾貝塔 · 赫金森 - 著

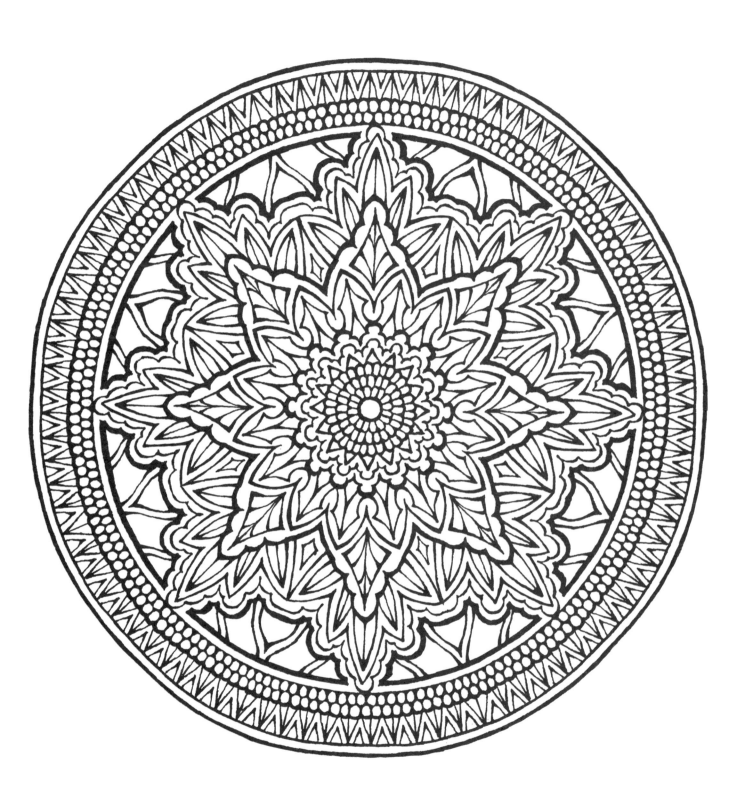

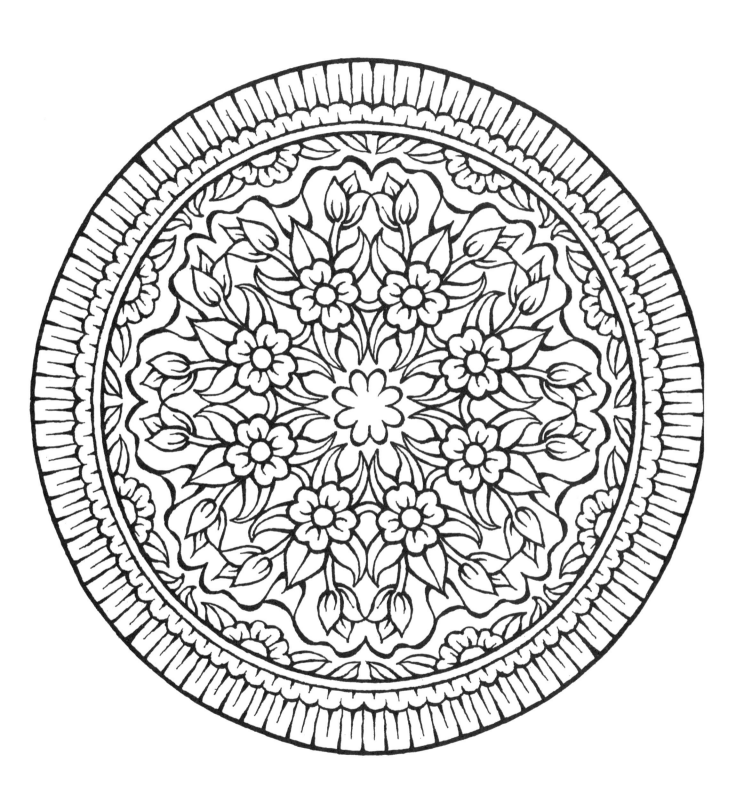

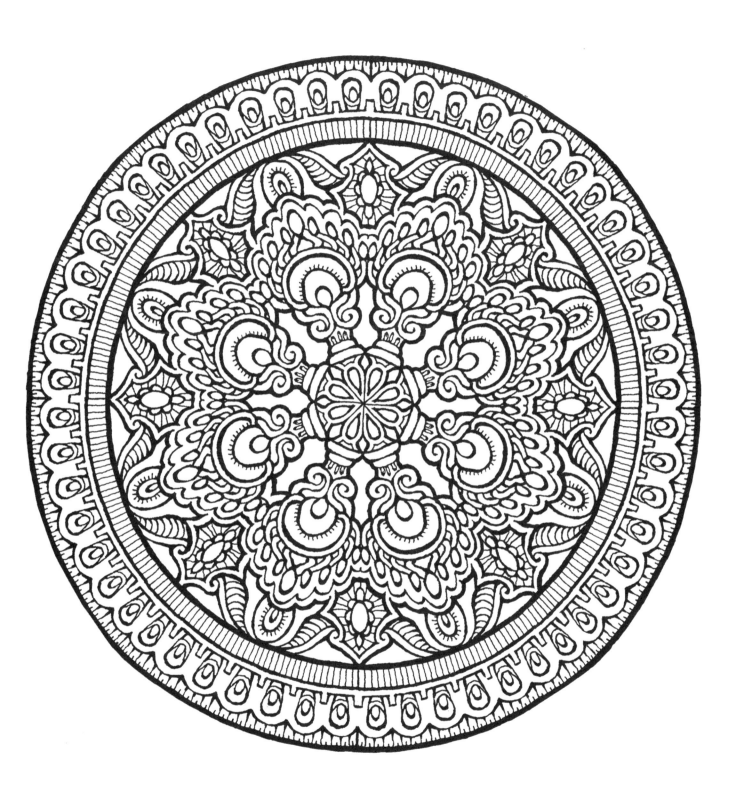

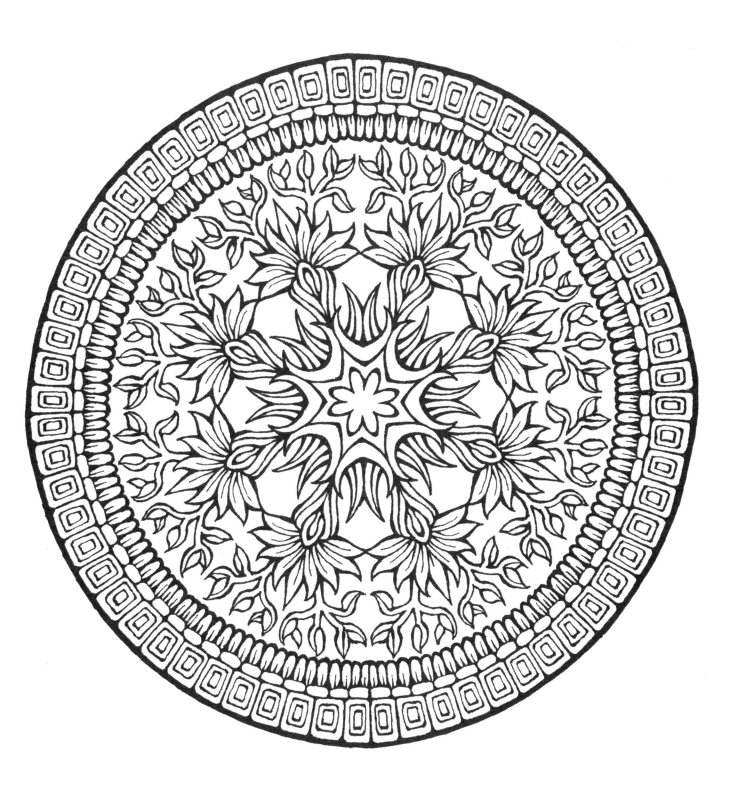

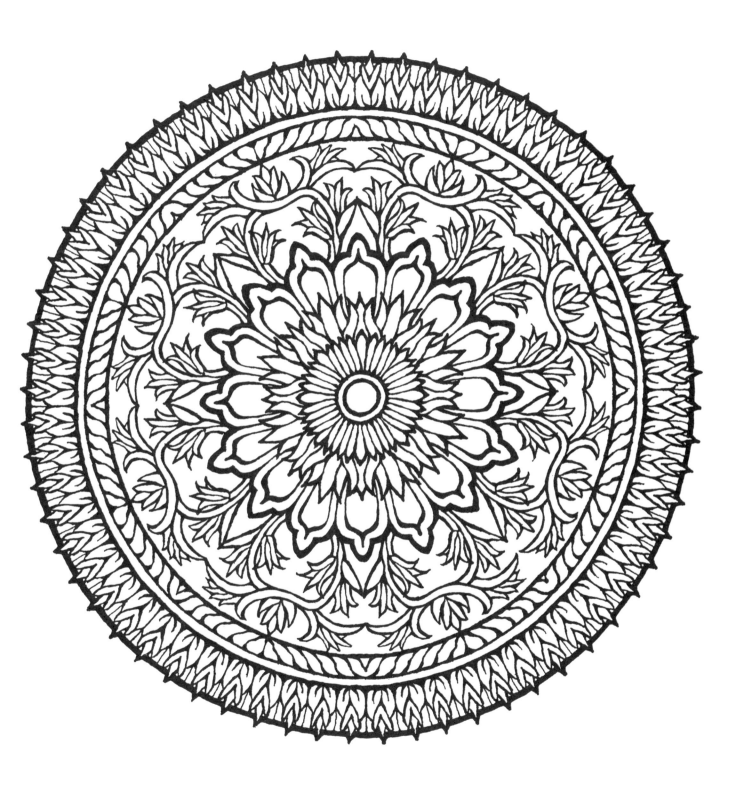

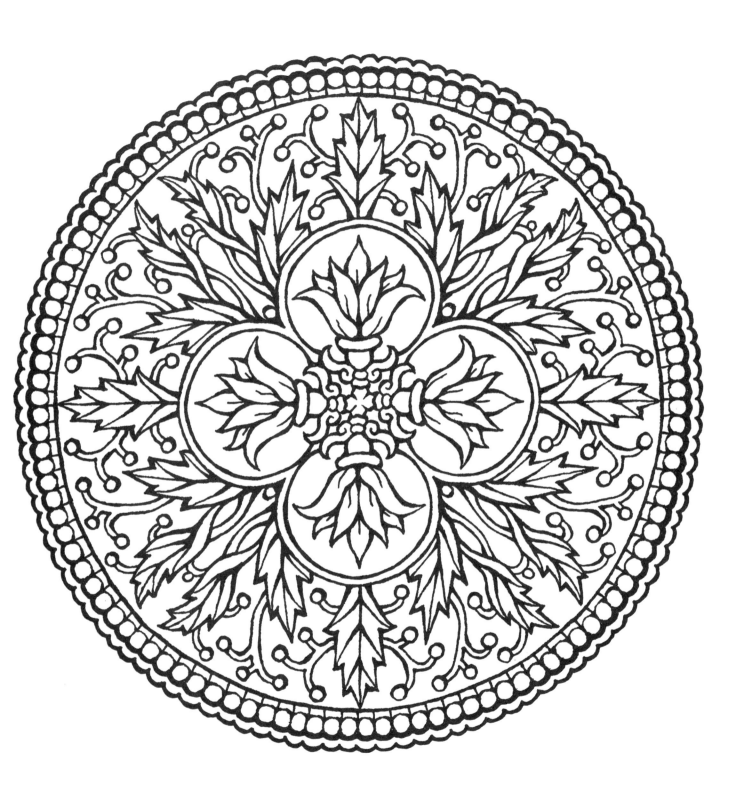

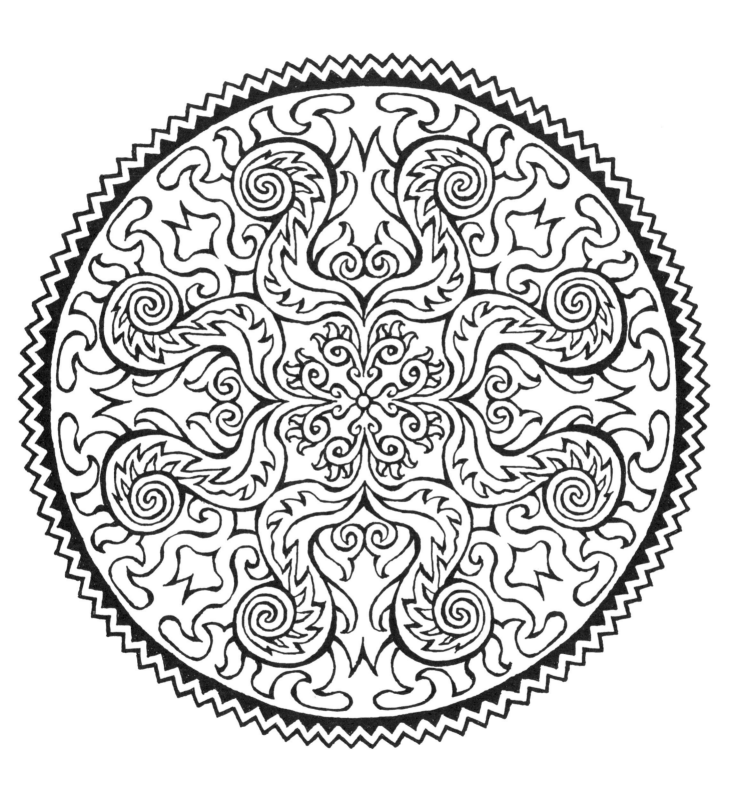

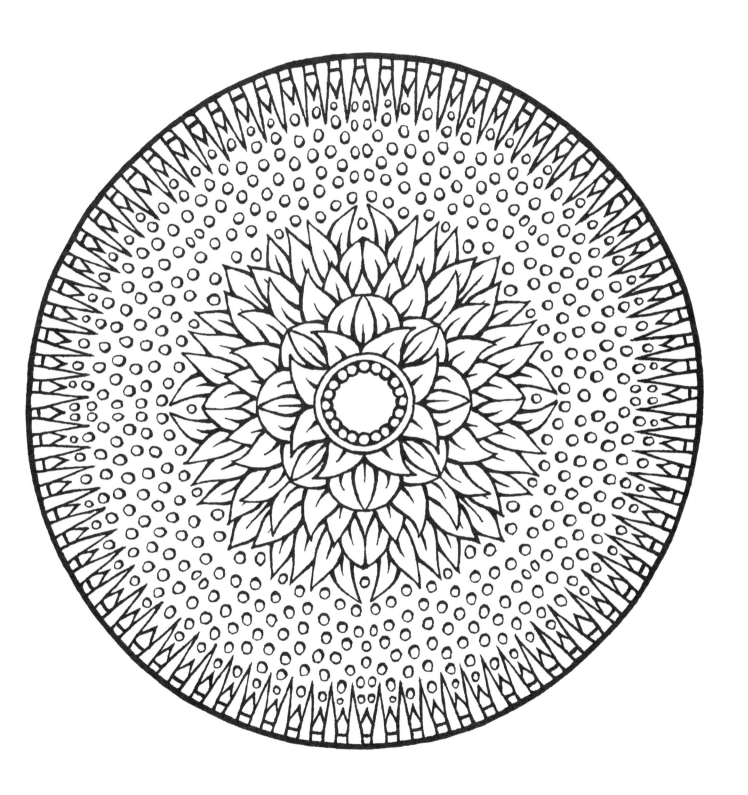

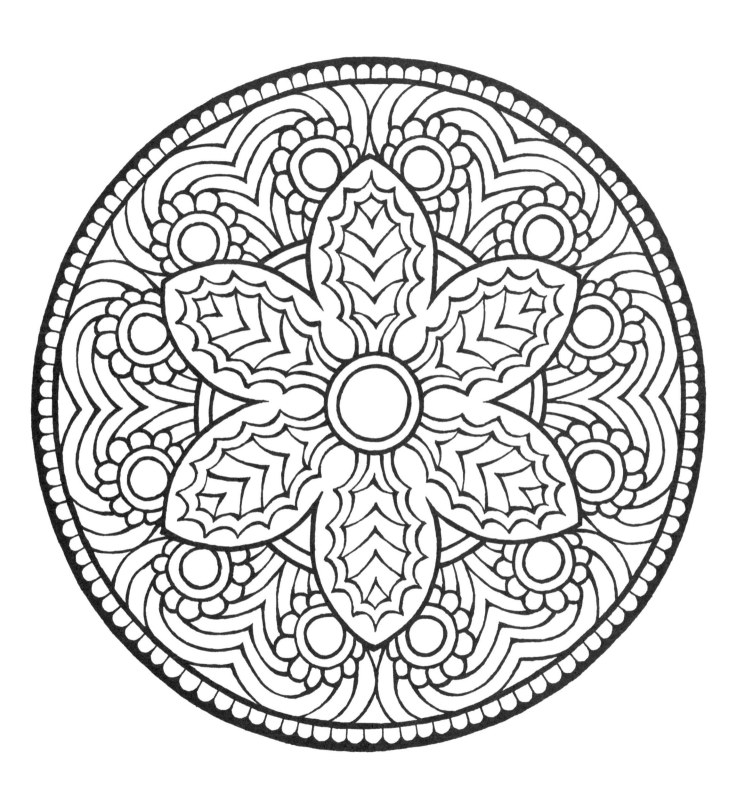

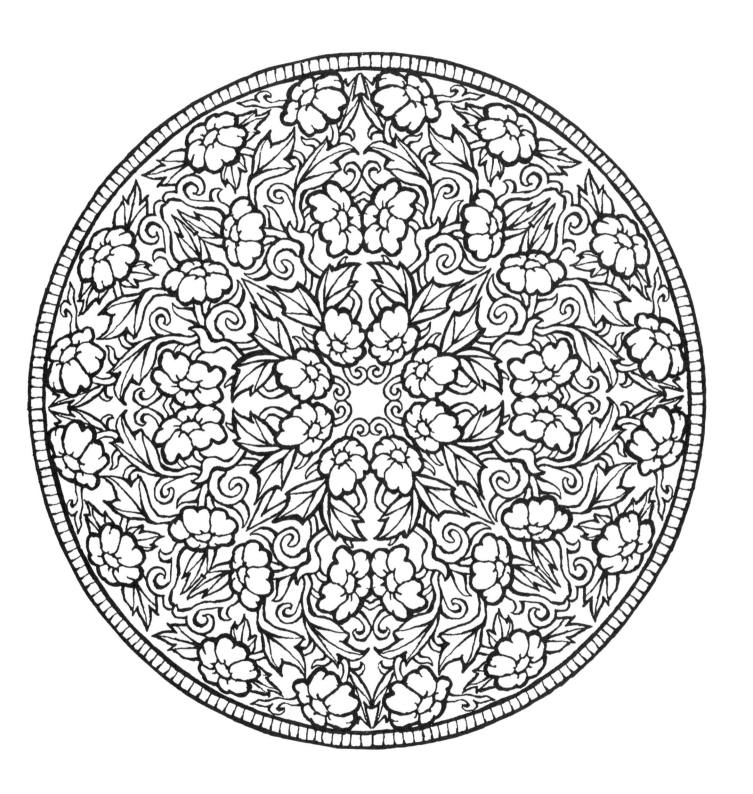

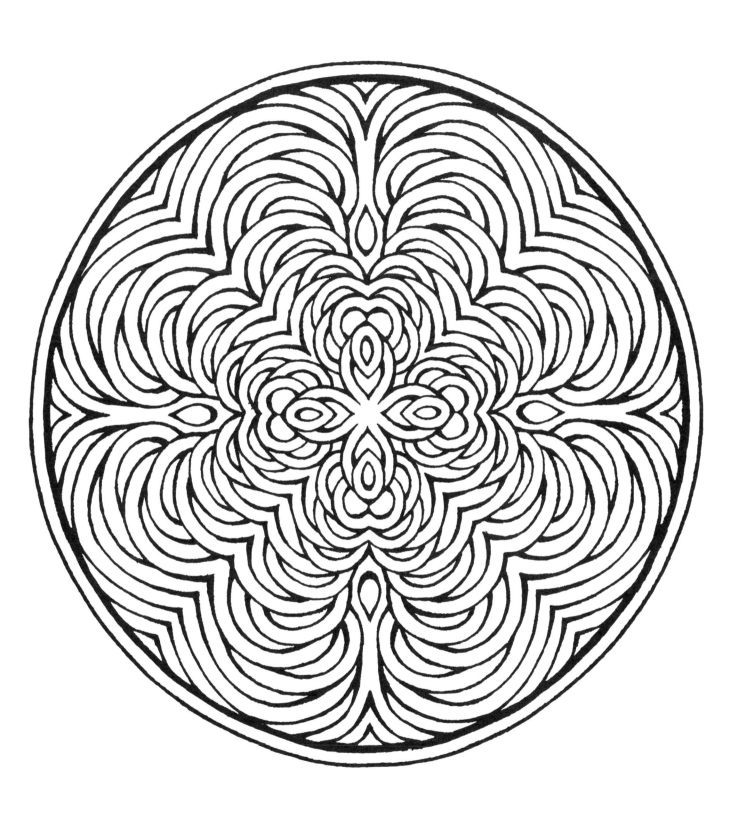

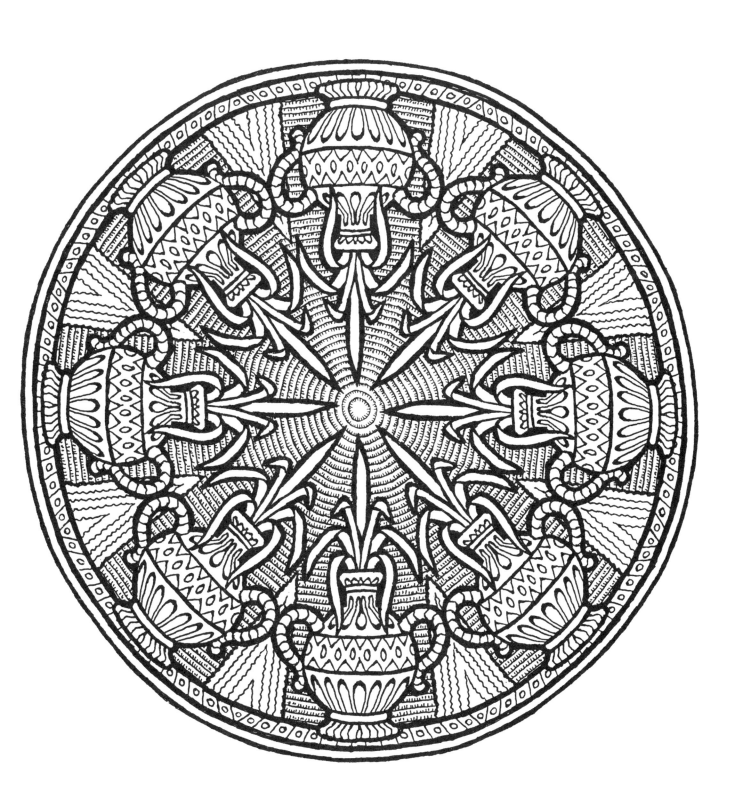

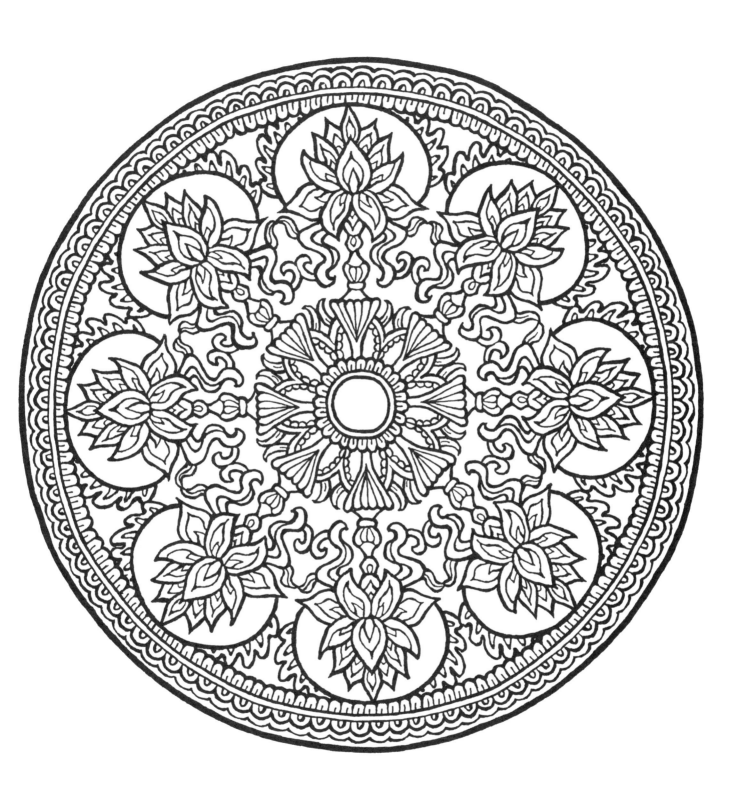

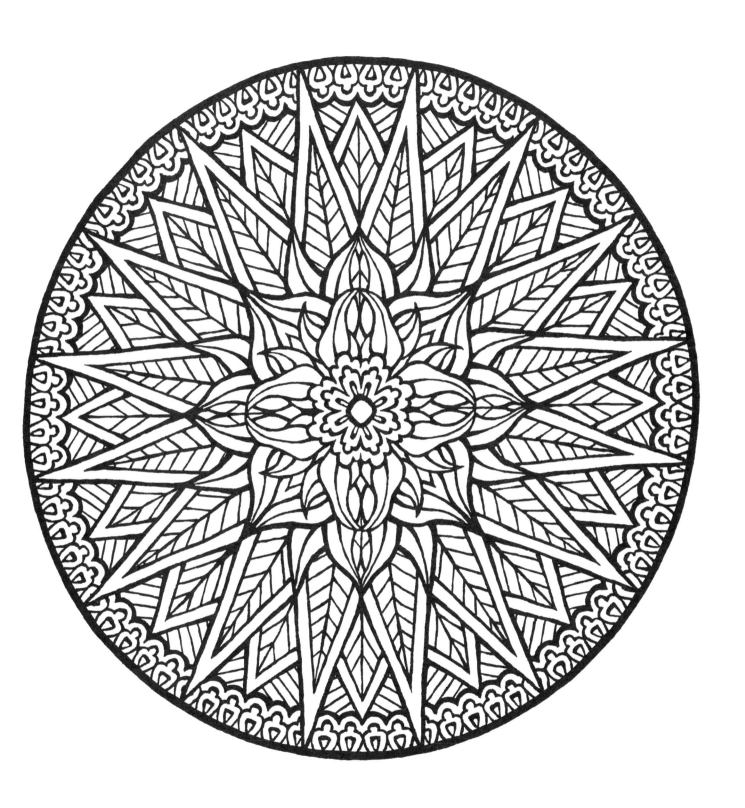

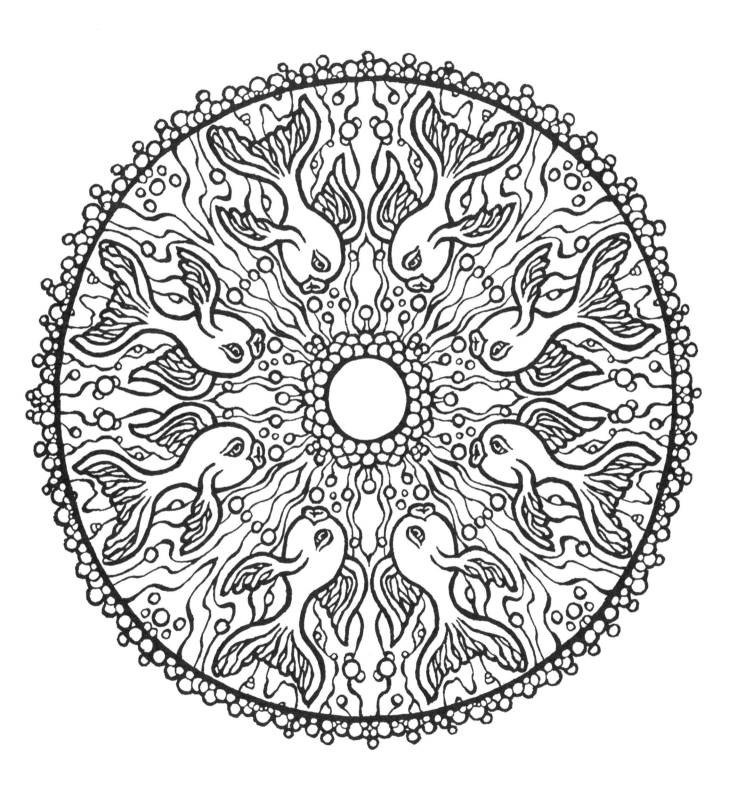

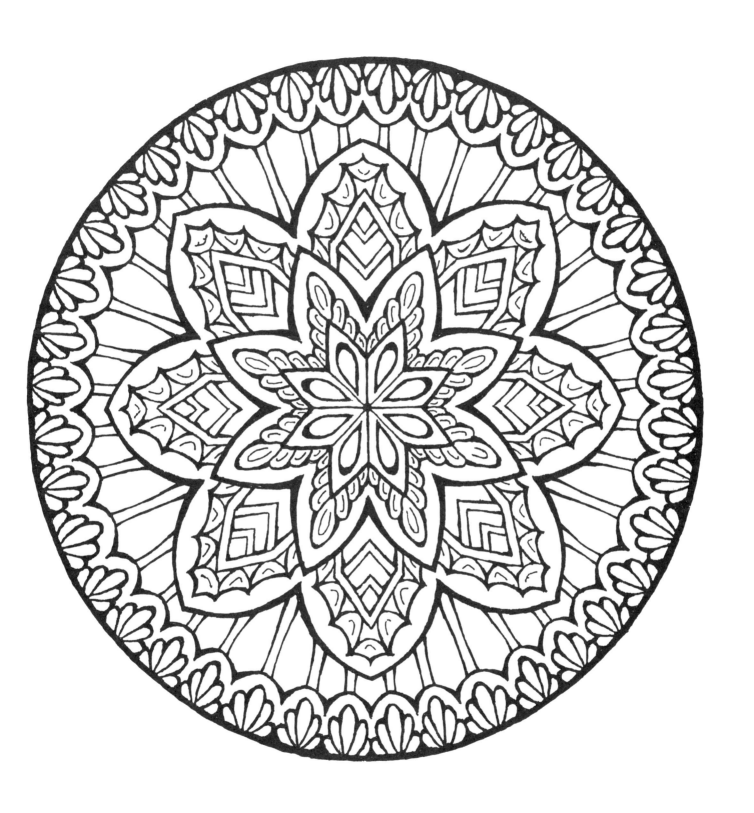

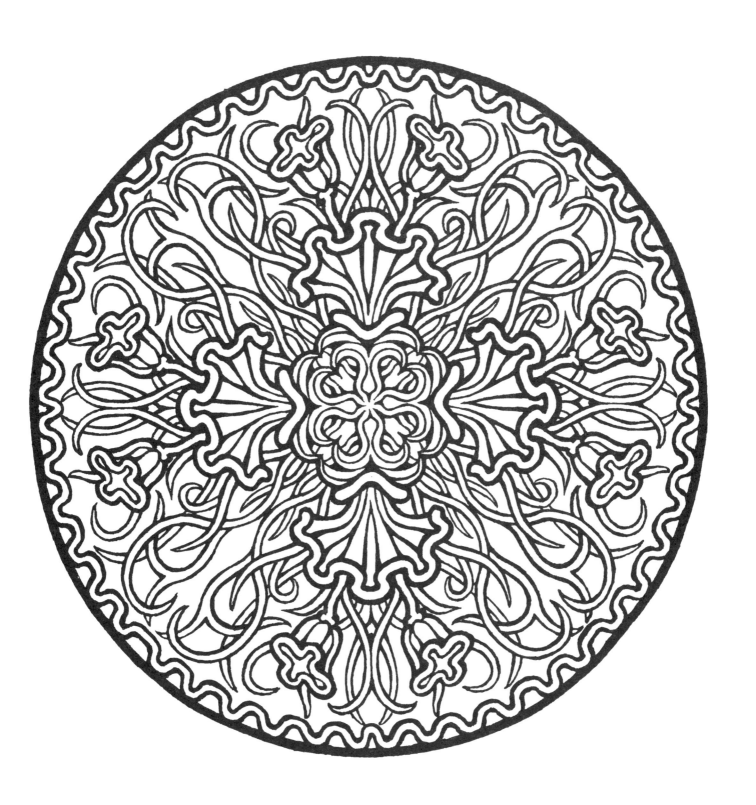

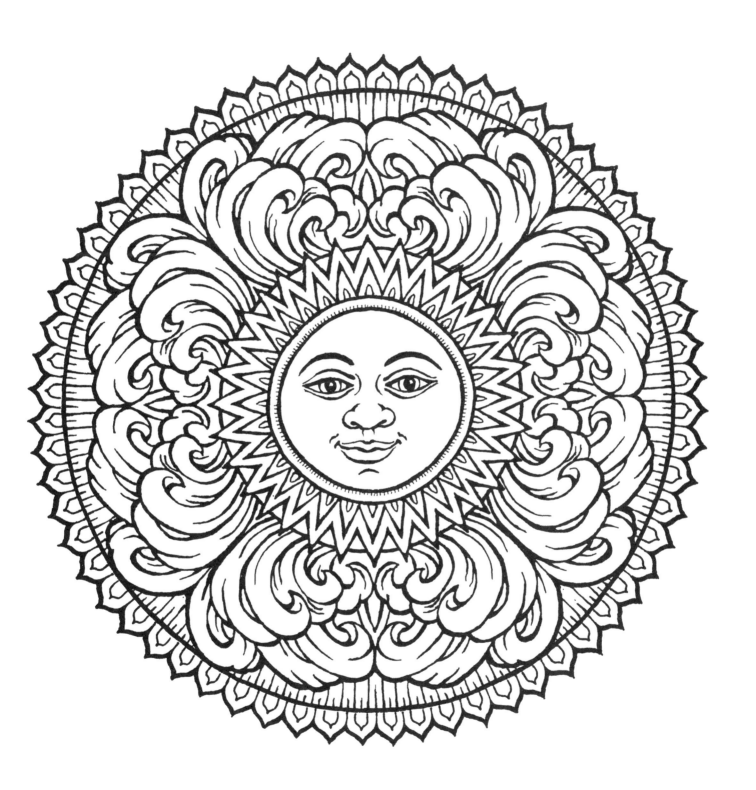

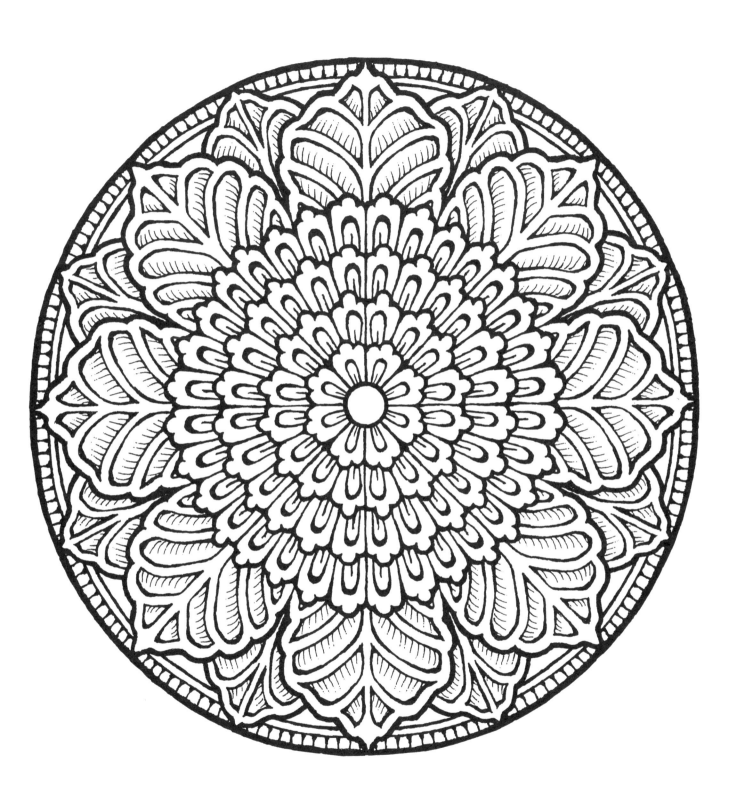

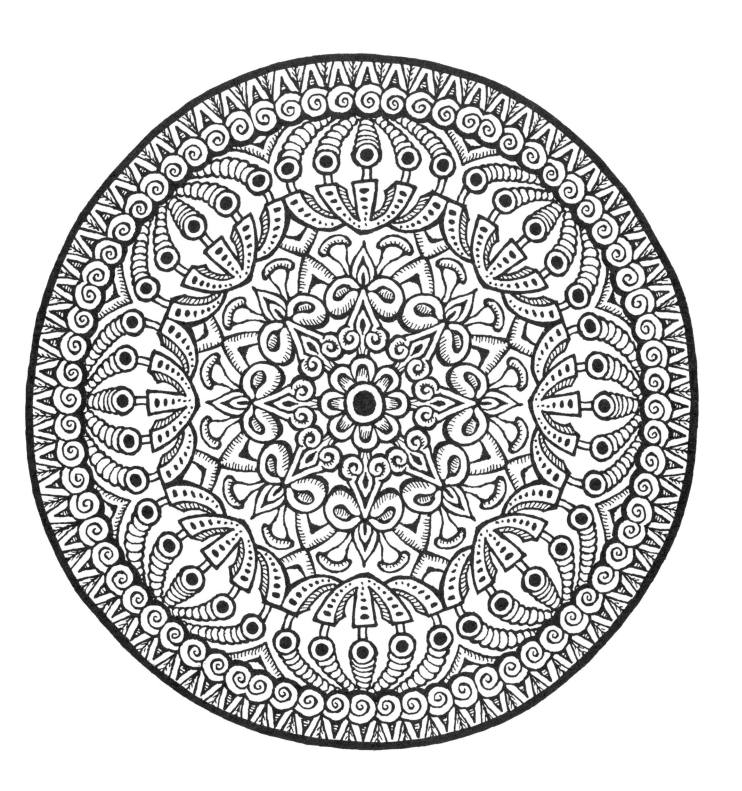

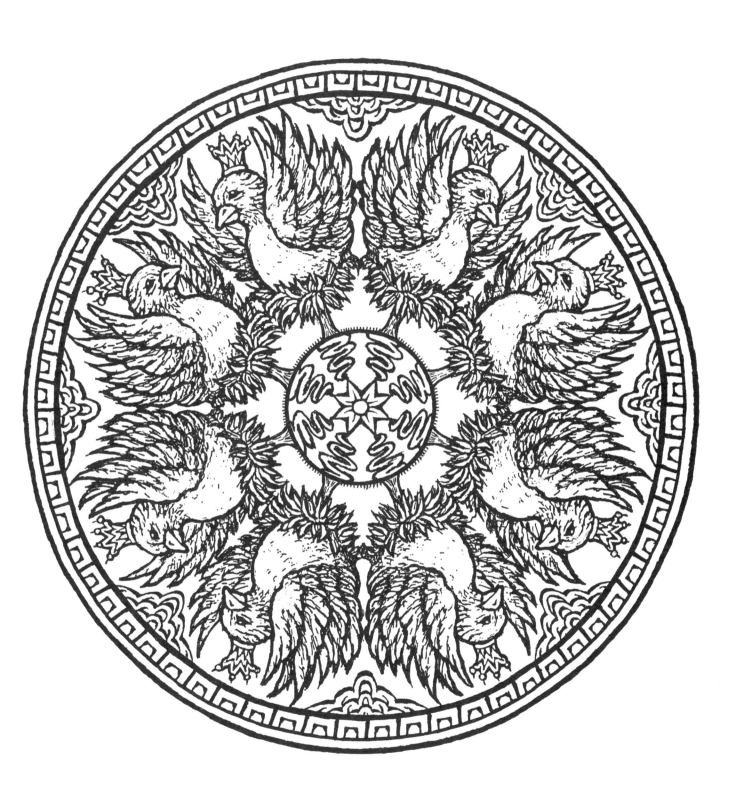

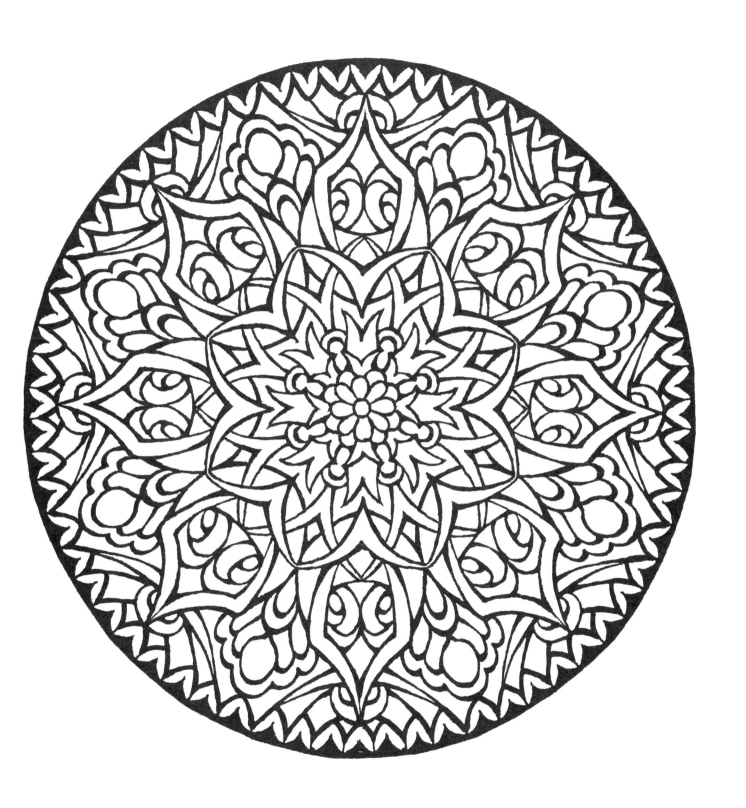

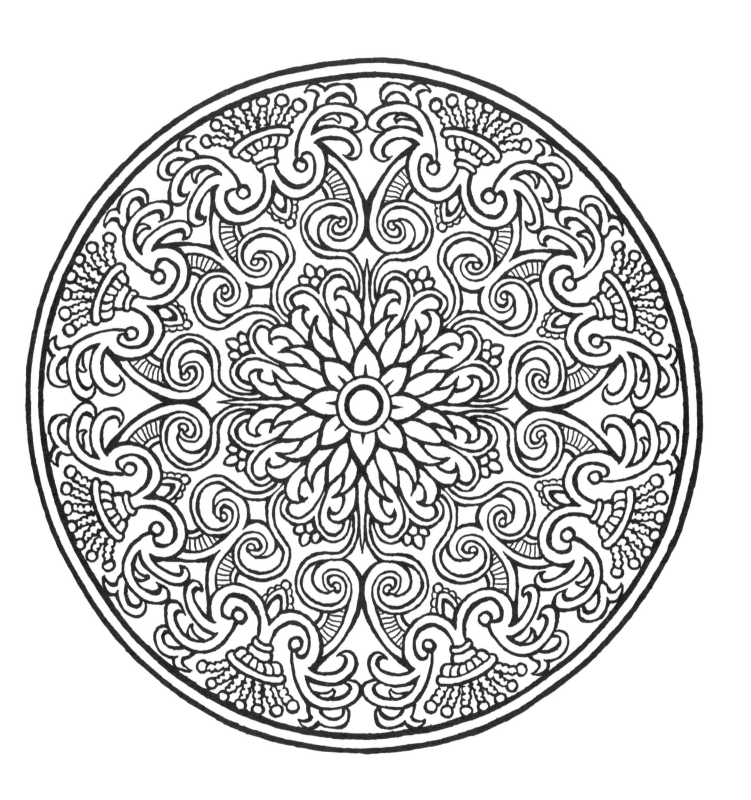

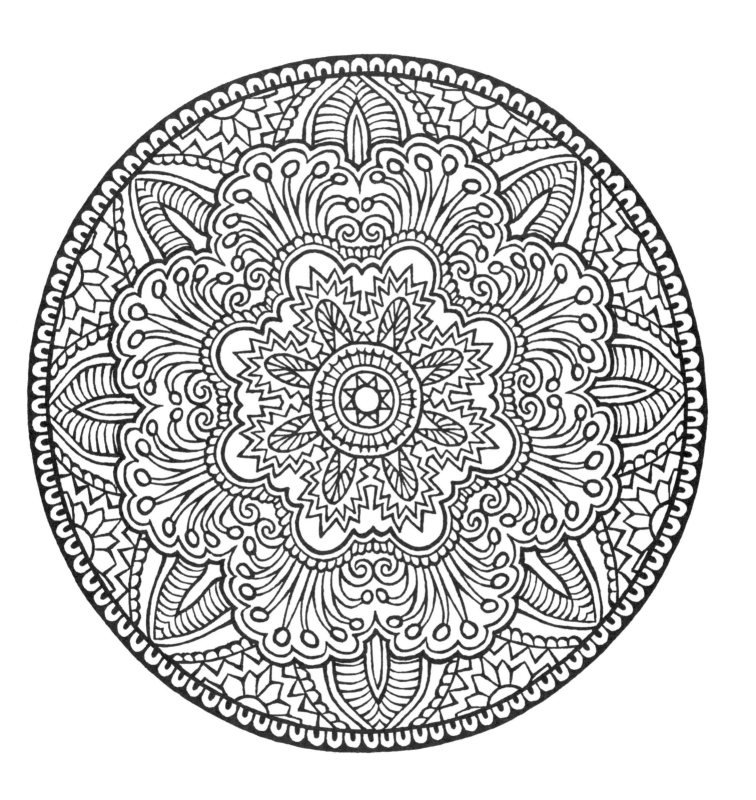

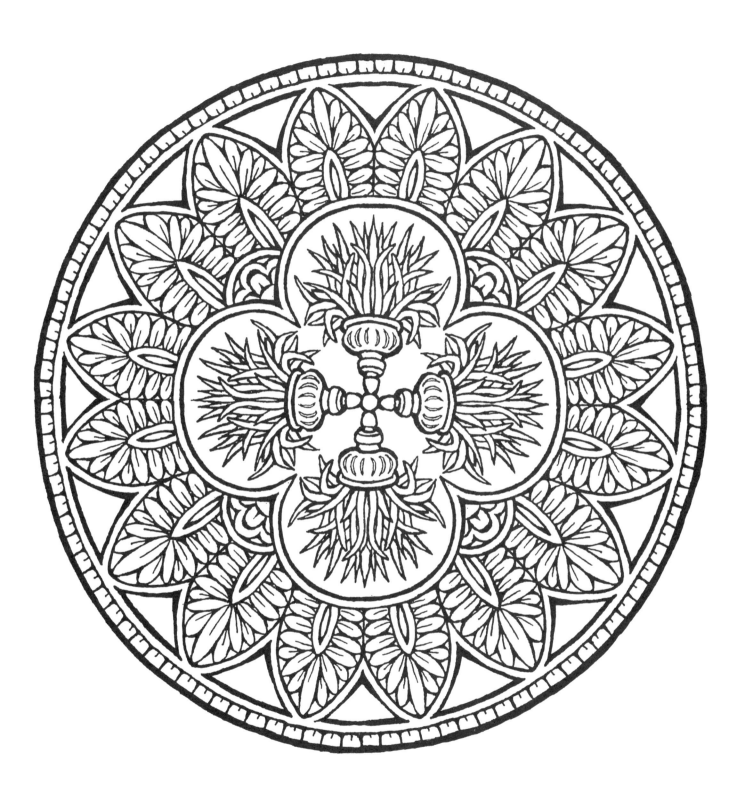

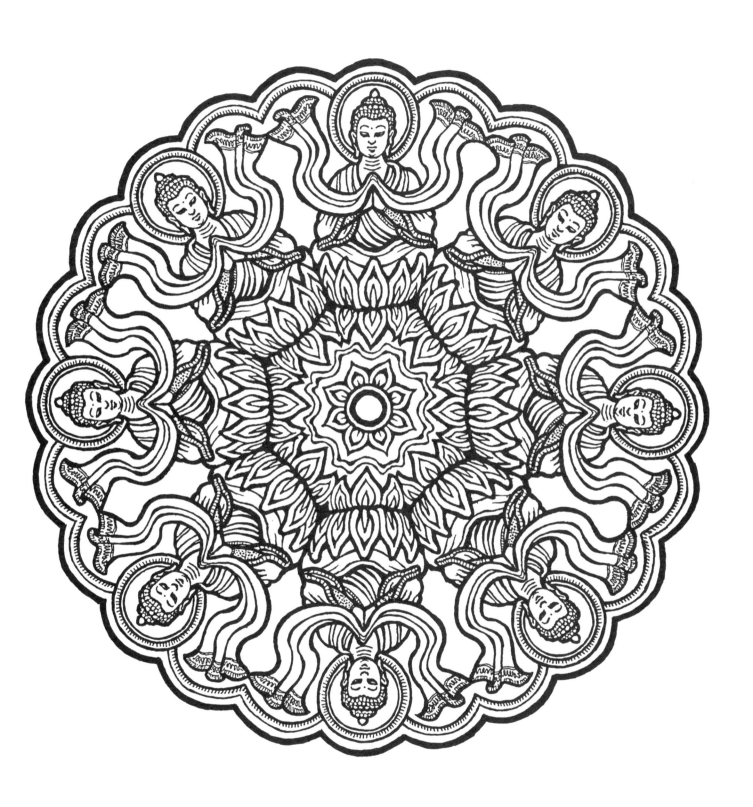

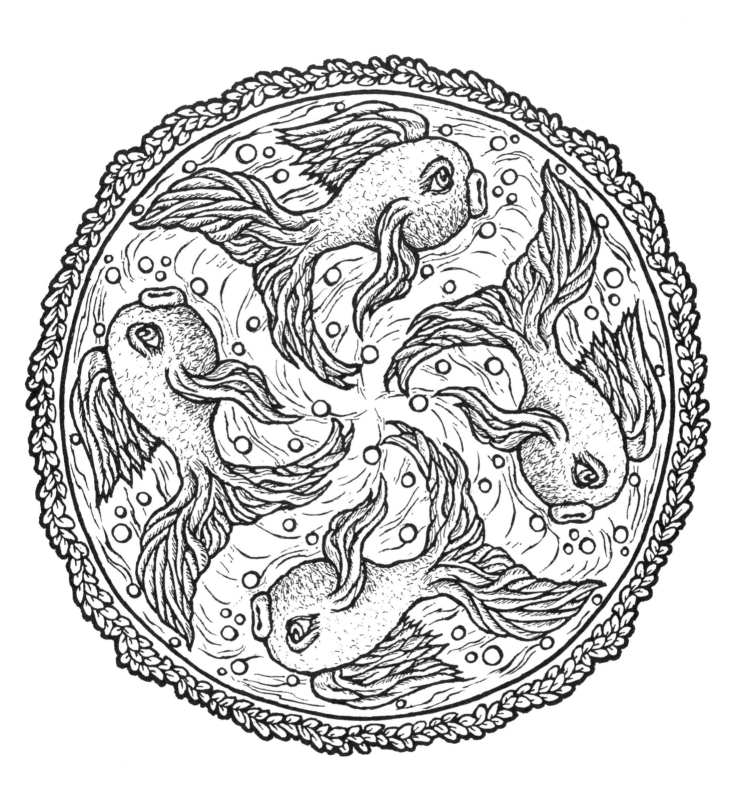

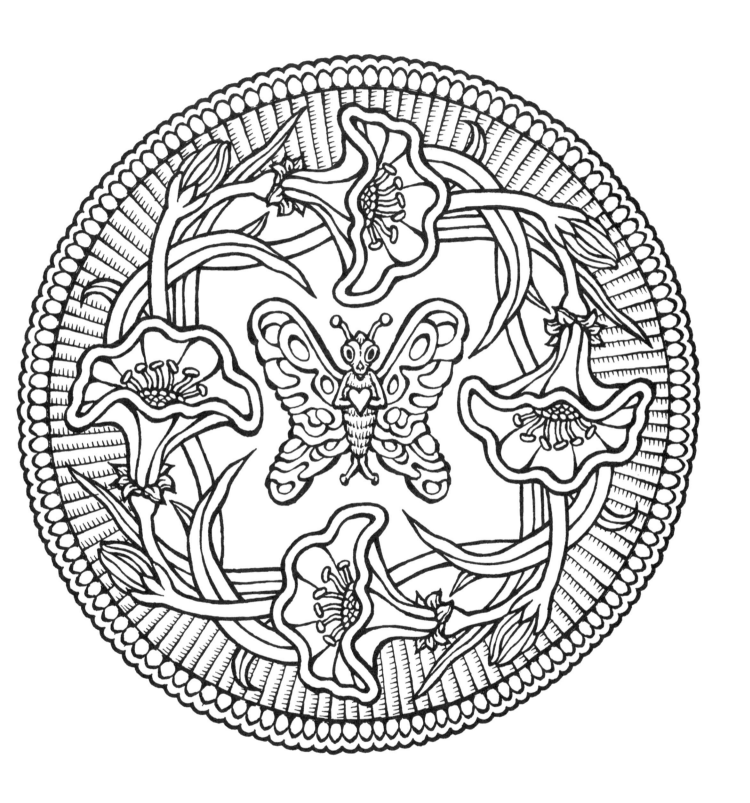

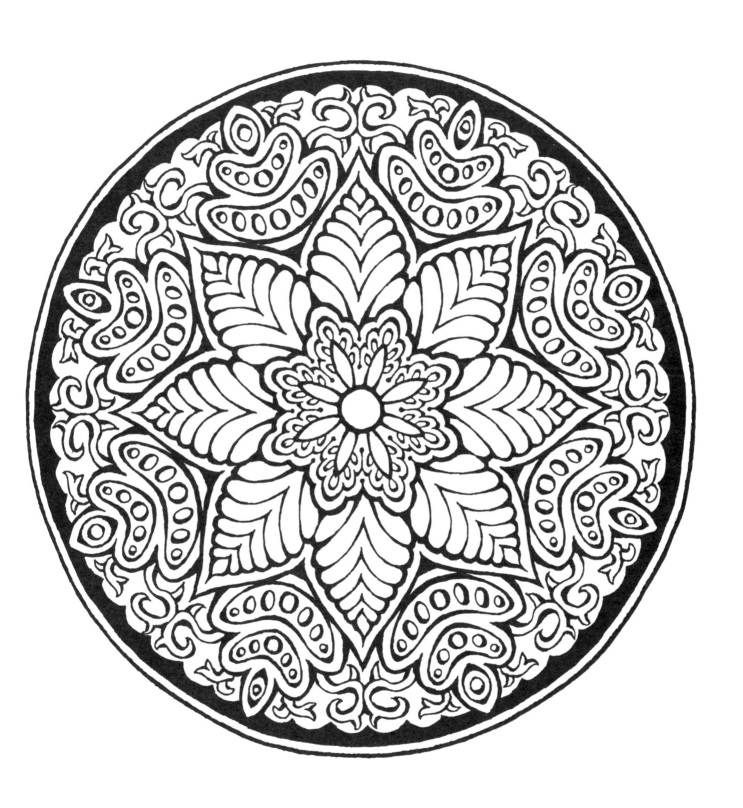

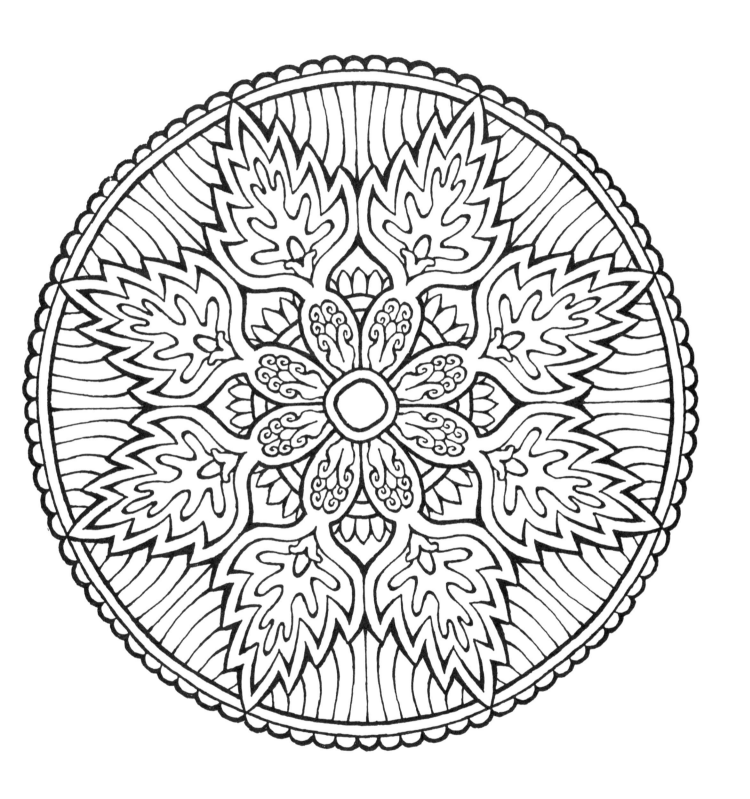